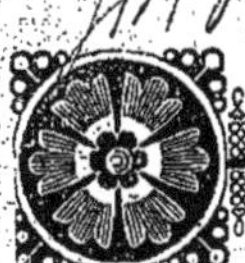

DE LA

GUÉRISON DU BÉGAIEMENT

PAR

JOURDANT.

Méthode nouvelle présentée à l'Institut (Académie des Sciences), dans sa séance du 12 juin 1843.

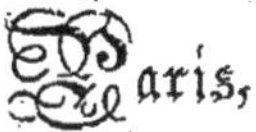

Paris,

IMPRIMERIE DE A. APPERT,

Editeur de la Biographie du Clergé Contemporain,

Passage du Caire, 54.

1843.

DE LA
GUÉRISON DU BÉGAIEMENT

PAR

JOURDANT.

*Méthode nouvelle présentée à l'Institut (Académie des Sciences),
dans la séance du 12 juin 1843.*

La plupart des journaux politiques et presque tous ceux qui traitent des sciences, et en particulier de la médecine, se sont occupés d'une méthode nouvellement découverte pour guérir le bégaiement, et sont entrés à cet égard dans des détails assez circonstanciés. Aussi croyons-nous utile de rapporter ici quelques extraits de ces journaux, en les faisant précéder de quelques réflexions relatives aux moyens nouveaux que nous proposons.

Le bégaiement est un défaut de la parole malheureusement assez répandu, et qui, pour cette raison, fut l'objet et le but d'investigations nombreuses. Parmi toutes les méthodes imaginées pour guérir cette malheureuse infirmité, il en fut plusieurs qui eurent une vogue assez grande, et qui amenèrent certainement quelques guérisons.

1843

La première, et certainement la plus ancienne, fut celle que l'histoire nous apprend avoir été employée par Démosthènes, et à l'aide de laquelle il se délivra complètement d'un bégaiement fort pénible. Elle consistait dans la mesure et la déclamation ; nous ne mettons pas en doute que de tous les moyens connus celui-là ne soit le meilleur, et celui qui certainement a déterminé le plus d'améliorations ou même de guérisons.

Dans ces derniers temps parut la méthode américaine, qui reposait sur la position de la langue et certaines particularités dans l'articulation, qui reproduisaient la mesure.

Enfin, celle qui eut le plus de vogue reposait sur l'emploi simultané de trois moyens : 1° la position de la langue ; 2° les inspirations ; 3° la mesure. — Cette dernière fut celle qui probablement compta le plus de succès immédiats. Malheureusement la plupart des bègues momentanément guéris retombèrent dans leur ancienne infirmité, et cela pour plusieurs raisons, parmi lesquelles nous nous contenterons de signaler : 1° l'impossibilité presque absolue de se rappeler à chaque instant de la vie, à chaque parole, une méthode consistant surtout dans les inspirations et la mesure, conditions sans l'observation desquelles le bègue parlait mal immédiatement ; 2° la fatigue que déterminaient les inspirations ; 3° la manière tout artificielle de parler qui empêchait les bègues de s'exprimer comme les autres personnes.

Cette méthode, avouons-le, amena un certain nombre de guérisons momentanées, qui lui valurent une certaine vogue; malheureusement parmi les personnes traitées, beaucoup retombèrent plus tard.

Quel est le but de la méthode que nous proposons, et dont plusieurs des extraits que nous rapportons plus bas feront connaître l'historique et la découverte? Ce but le voici.

Elle fait connaître clairement au bègue quelle est la cause qui s'oppose à la liberté de son langage; elle lui montre de quelle manière et pourquoi il diffère des autres hommes qui s'expriment avec facilité; elle lui explique pourquoi leur manière vicieuse de parler fatigue leur poitrine. Enfin, et c'est là son résultat le plus beau, elle enseigne le moyen de remédier et de faire disparaître complètement cette cause.

Ces moyens constituent une méthode simple et facile à exécuter, que l'on enseigne aux bègues. Du moment qu'ils la comprennent, qu'ils la saisissent, ils peuvent presqu'aussitôt la mettre à exécution; et dès qu'ils la mettent à exécution, ils s'expriment avec facilité. Mais sont-ils guéris complètement et radicalement pour cela? non pas certes encore; il faut qu'ils se familiarisent tellement avec cette nouvelle manière de parler, qu'ils ne puissent plus employer qu'elle, qu'elle devienne pour eux une habitude, une seconde nature.

Or, un tel résultat n'est pas difficile à obtenir, et avec de la bonne volonté et de la persévérance, on peut toujours y arriver, et voici pourquoi : 1° par l'emploi de la méthode nouvelle, on retombe dans un état tout-à-fait naturel, on parle comme les autres hommes, et une fois guéri personne ne pourrait se douter de l'ancienne infirmité.

2° On n'a plus la poitrine fatiguée, on éprouve une sensation de bien-être qui engage à persévérer dans cette habitude.

3° Cette manière de parler est très simple, et il est impossible même aux personnes qui examinent avec attention un bègue qui l'emploie, de s'en apercevoir et de remarquer qu'il parle autrement que les autres hommes.

Il est presque inutile de faire observer ici qu'il n'y a aucune opération à pratiquer, aucun moyen mécanique à employer.

Ces raisons démontrent qu'il est presque impossible de reprendre la manière ancienne et vicieuse de parler, puisque désormais on s'exprimera comme tout le monde; et si on s'apercevait par hasard de la moindre hésitation, de suite on pourrait avoir recours à cette méthode, tellement simple, nous le répétons, qu'il serait impossible aux personnes qui écoutent de s'en apercevoir. Du reste, la meilleure preuve que l'on puisse donner de la persistance de la guérison est l'exemple de l'auteur de la méthode, débarrassé depuis 15 ans d'un bégaiement fort pénible.

Pour guérir, il faut : 1° être bien persuadé qu'on parle mal, ce qui malheureusement n'existe pas toujours, et nous connaissons pour notre part plusieurs bègues qui, s'exprimant très difficilement, s'imaginent parler comme tout le monde; 2° sentir la nécessité de se débarrasser d'une infirmité si pénible; 3° vouloir guérir et avoir la persévérance nécessaire pour arriver au but ; toutes choses que nous avons démontré être très faciles.

Quant au temps nécessaire pour en arriver là, il variera beaucoup suivant l'intelligence des bègues, leur volonté de guérir, le temps dont ils pourront disposer, et leur persistance à employer continuellement la méthode. Nous en avons vu être débarrassés de leur bégaiement en 2, 3, 4, 5 jours ; chez d'autres il fallait 8 jours, 15 jours à un mois, quelques-uns 2 mois mais rarement. Le temps moyen est 15 jours à un mois, mais il faut consacrer pendant ce temps plusieurs heures par jour à assister aux leçons de M. Jourdant, et à être exercé par lui, car il serait de toute impossibilité, même en connaissant la méthode, de se guérir seul et sans maître.

Extrait du *Courrier Français* du 14 juin 1843.

Au moment où la médecine semble avoir renoncé à guérir le bégaiement, on annonce à l'Académie qu'un ouvrier a découvert et mis en pratique avec le plus grand succès un moyen de faire disparaître en très peu de jours et sans aucune opération cette infirmité jusqu'à présent si rebelle. Parmi les personnes dont la guérison est complète et se maintient depuis plusieurs mois, se trouve un jeune médecin, déjà bien connu et fils d'un membre de l'Académie, le docteur Alfred Becquerel. C'est avec l'appui de son témoignage que l'auteur de la découverte, M. Jourdant, s'est présenté à l'Académie, qui vient de nommer une commission sous les yeux de laquelle la méthode sera expérimentée. Nous espérons pouvoir rendre compte prochainement des résultats de cette épreuve, et nous ferons connaître alors cette méthode d'autant plus précieuse que chaque bègue peut l'employer sur lui-même et sans aucun concours étranger.

T. R.

Extrait du même Journal, 21 juin 1843.

Parmi les pièces de la correspondance académique figurait une lettre de M. Colombat (de l'Isère), qui soutient l'efficacité de son procédé pour la *cure du bégaiement* ; procédé dont l'Académie a couronné elle-même la découverte. Personne ne conteste l'efficacité des moyens employés par M. Colombat ; ce qu'on leur reproche, c'est de ne point procurer une guérison radicale, de ne pas mettre à l'abri des récidives. On sait que le docteur Becquerel, récemment guéri par la méthode de M. Jourdant, avait été guéri déjà par M. Colombat. Il est vrai qu'on peut objecter à la méthode nouvelle de n'avoir pas encore la sanction du temps ; mais, s'il faut en croire le docteur Becquerel, la guérison de l'inventeur de cette méthode daterait de quinze années ; quant à lui, le docteur Becquerel nous a déclaré éprouver un tel bien-être qu'il se sent irrésistiblement poussé à l'application des principes de M. Jourdant, et qu'il est convaincu qu'il ne retombera plus dans son habitude vicieuse. Tout ce que nous pouvons présentement attester, nous qui l'avons connu avant le traitement, c'est que sa guérison est parfaite, et ce qu'il y a de plus remarquable, c'est qu'elle a été obtenue en trois jours. Nous profitons de la circonstance qui nous a amené à traiter ce sujet pour relever une inexactitude à laquelle nous avions été conduit par les paroles mêmes qui avaient été prononcées à l'Académie sur la méthode de M. Jourdant. Nous avions dit que cette méthode, que nous ne connaissons pas encore, pourrait être appliquée par les bègues eux-mêmes et sans qu'il fût besoin d'aucun guide. M. le docteur Becquerel nous a assuré au contraire que la méthode devait être nécessairement démontrée d'une manière pratique, et que ceux qui s'y soumettent ont besoin d'être dirigés pendant le cours du traitement, dont la durée ordinaire est d'un mois.

Extrait du Globe du 18 juin 1843.

Un simple ouvrier mécanicien, M. Jourdant, vient de soumettre à l'appréciation des hommes de science une découverte que déjà viennent confirmer des résultats positifs; il s'agit de la guérison radicale du bégaiement. Plusieurs moyens ont été préconisés pour le traitement de cette pénible infirmité; sans nous arrêter aux opérations chirurgicales, qui n'ont eu que d'assez tristes conséquences, nous rappellerons que M. le docteur Colombat a obtenu un prix de l'Institut pour une méthode qui consiste à faire parler en mesure, avec la précaution d'aspirer l'air à des intervalles rapprochés. Mais ce procédé, simple en apparence, est d'une exécution laborieuse et ne tarde pas à être mis de côté par les bègues, dont l'infirmité se reproduit bien vite.

Affecté, depuis son enfance, d'un bégaiement qui le rendait l'objet des railleries de ses camarades, M. Jourdant s'est attaché d'une manière opiniâtre à étudier le mécanisme de la parole, et, faisant sur lui-même l'application des observations recueillies sur autrui, il est parvenu à vaincre toutes les difficultés, et à contracter l'habitude d'une élocution facile et régulière. Tel était le but unique de ses efforts, et ce n'est qu'entraîné par le manque de travail et les suggestions du besoin qu'il a songé à tirer partie de son procédé. Plusieurs cures ont signalé ses débuts en province, et l'une des premières personnes qu'il ait traitées à Paris, M. le docteur Becquerel, personnifie pour nous le plus beau témoignage de la valeur de sa méthode; en effet, M. Colombat, malgré des soins fort longs, et répétés à peu près d'année en année, n'avait obtenu sur M. Becquerel qu'une guérison incomplète et de bien courte durée. Maintenant, chez le malade, la diction est libre et facile; peu de jours ont suffi pour assurer cette guérison qui, depuis plusieurs mois, ne s'est pas un instant démentie. Si nous nous étendons sur ce résultat et non sur d'autres, qui viennent aussi bien confirmer les prétentions de M. Jourdant, c'est que nous pouvons parler de cette cure comme d'une circonstance bien connue de nous; et si nous entrons dans ces détails, c'est qu'il est impossible de ne pas souhaiter vivement, qu'après de suffisantes épreuves, un ouvrier qui, par les seuls efforts de sa volonté et de son intelligence inculte, aura dépassé tous les résultats acquis par la science, recueille en gloire et en aisance la récompense bien méritée de ses labeurs.

<hr>

Extrait de la Quotidienne du 21 juin 1843.

Le nouveau traitement du bégaiement est l'œuvre d'un homme entièrement étranger aux connaissances médicales, d'un ouvrier mécanicien qui a réussi à se débarrasser lui-même de cette grave infirmité. M. Jourdant (c'est le nom de cet ouvrier), a examiné attentivement les divers phénomènes de la parole chez les personnes qui parlent bien, et, mettant en jeu sa force de volonté et l'imitation, il est parvenu à se guérir. L'auteur n'en dit pas davantage. Il laisse momentanément dans le mystère sa découverte et se présente à l'Académie pour l'essayer sur tous les sujets qu'on voudra lui confier. Quand l'Académie aura été convaincue, elle fera son rapport et dévoilera publiquement le secret de M. Jourdant. Depuis sa propre cure, M. Jourdant en a fait plusieurs autres. Il cite une jeune personne de dix-neuf ans, demeurant à Paris, rue Cadet, dont le bégaiement était tellement fort qu'elle préférait garder souvent le silence plutôt que de répondre, même dans sa famille. Il lui arrivait souvent, lorsqu'elle était obligée de parler, de se mettre à pleurer. En un mois la guérison a été complète, et depuis sept mois elle se maintient. Notre ami, le docteur Alfred Becquerel, affecté de cette infirmité à un moindre degré cependant, a mis aussi moins de temps à se faire guérir. Vingt-quatre heures ont suffi. Nous avons vu M. Becquerel, il parle avec une volubilité extrême et étonne tous ceux qui le connaissaient auparavant.

Il paraîtrait que la méthode Jourdant est simple et facile. Ce n'est ni un moyen mécanique ni une opération chirurgicale. L'habitude une fois acquise de bien parler se conserve toujours parce qu'elle fait disparaître la fatigue de la respiration et de la voix qui accompagne tout bégaiement intense, et le sujet s'y conforme naturellement et sans efforts. Espérons que le rapport de l'Académie ne tardera pas à révéler ce précieux secret.

Docteur T. D. L.

Extrait de la Patrie du 14 juin 1843.

Notre époque semble destinée à voir de grandes découvertes médicales faites par des personnes complètement étrangères à la science et à l'art. Un paysan silésien, Priestmitz, a inventé toute une nouvelle méthode de traitement qui, après avoir excité le doute et l'incrédulité, se répand aujourd'hui dans tous les coins du monde, peut-être avec plus d'enthousiasme que de raison. Nous avons à signaler en ce moment une autre découverte, moins grande sans doute, mais qui présenterait aussi un grand intérêt si les succès se multiplient, également faite par un homme illettré, par un simple ouvrier mécanicien, c'est la guérison du bégaiement. M. Jourdant, c'est le nom de l'inventeur, affligé lui-même d'un bégaiement considérable, en butte souvent à la risée de ses camarades, forma le projet de se guérir. Il se mit à l'œuvre et réussit. L'examen attentif de la parole chez les individus placés, sous ce rapport, dans un état normal, l'analyse raisonnée des divers phénomènes, dont elle se compose, quoique faite par une personne entièrement dénuée de connaissances médicales, l'ont conduit à trouver la cause du bégaiement, cause qui, selon lui, est la seule véritable.

Pendant quinze ans, M. Jourdant a conservé sa méthode sans chercher à la propager. Aujourd'hui, l'âge et sa position précaire d'ouvrier l'ont décidé à mettre à profit sa découverte, et trois succès coup sur coup sont venus la confirmer. C'est une personne guérie par M. Jourdant, un de nos confrères, M. le docteur Becquerel, fils du célèbre physicien, qui a annoncé à l'Académie cette découverte, et qui a demandé une commission chargée d'examiner les faits. Cette commission sera composée de MM. Magendie, Serres et Roux. La découverte de M. Jourdant et les moyens de traitement qu'il emploie ont été décrits et déposés à l'Académie, sous paquet cacheté. Si les succès se confirment, très probablement les richesses de la fondation Monthyon mettront l'Académie à même d'indemniser assez largement M. Jourdant pour que sa découverte, qui est dit-on très simple et très facile, qui met les malades dans une position de bienêtre telle qu'il leur est impossible de retomber dans leur infirmité, pour que cette découverte, disons-nous, entre dans le domaine public.

Extrait de la Presse du 13 juin 1843.

M. Arago, dans la séance de l'Académie des sciences du 12 juin, a présenté l'auteur d'une découverte importante due à un nommé Jourdant, simple mécanicien qui, dénué de toute connaissance médicale, est parvenu à se débarrasser d'un bégaiement très pénible par l'étude et l'imitation du mouvement de la langue des personnes qui parlent librement. Il a tiré de ses observations une méthode simple et facile à l'aide de laquelle il assure que toute espèce de bégaiement peut être guérie. Il a présenté un bel exemple de guérison dans la personne du fils d'un des membres de l'Académie, M. le docteur Alf. B.

Extrait du National du 16 juin 1843.

COMPTE RENDU DE L'ACADÉMIE DES SCIENCES, SÉANCE DU 12 JUIN.

Un ouvrier mécanicien, nommé Jourdant, vient de trouver un moyen de guérir le bégaiement.

M Becquerel fils a été traité par cette méthode et parle aujour-
d'hui avec une rare facilité. L'auteur se réserve d'exposer son
procédé devant une commission de l'Institut.

Extrait de la Gazette Médicale de Paris du 17 juin 1843.

NOUVEAU MODE DE TRAITEMENT DU BÉGAIEMENT.

M. Alf. Becquerel écrit une lettre dans laquelle il expose à
l'Académie que le sieur Jourdant, ouvrier, affecté de bégaiement,
est parvenu à se guérir de cette infirmité par un procédé dont
la description est contenue dans un paquet cacheté qui accompagne sa lettre.

La méthode que propose le sieur Jourdant est simple et facile
à exécuter, dit M. Becquerel ; ce n'est pas un moyen mécanique,
ni une opération qui puisse enlever en quelques heures la difficulté de parler ; c'est une méthode toute physiologique, toute
naturelle que l'on enseigne aux bègues, et à l'aide de laquelle on
les fait bien parler immédiatement ; il faut, pour que la
guérison soit complète, qu'une nouvelle habitude remplace
l'ancienne, et que la manière nouvelle de s'exprimer, qui est
en réalité celle qu'emploient tous les hommes, soit entièrement
substituée à l'ancienne, c'est-à-dire au bégaiement. Il faut donc,
de la part des bègues qui désirent être guéris, deux qualités bien
faciles à acquérir : bonne volonté et persistance ; et la méthode
est tellement simple que tous peuvent y arriver. L'habitude une
fois acquise est toujours bien conservée, parce qu'étant tout-à-
fait naturelle, elle procure un bien-être inaccoutumé et fait
rapidement disparaître la fatigue des organes respiratoires et
vocaux qui accompagne tout bégaiement un peu fort. De plus,
elle ne laisse aucune trace, puisque les personnes guéries s'expriment comme tout le monde, et qu'elles ne sont pas obligées
d'avoir continuellement recours à une méthode palliative ou
artificielle, comme l'ont été toutes celles qui ont été proposées

M. Becquerel demande, au nom de M. Jourdant, une commission pour examiner les faits en question. Le paquet cacheté est mis à la disposition des commissaires qui en prendront connaissance soit avant, soit après les expériences, comme ils le jugeront convenable.

(Commissaires : MM. MAGENDIE, SERRES et ROUX.)

Extrait de la Gazette des Hôpitaux du 15 juin 1843.

Bégaiement. **M.** le docteur Becquerel adresse une lettre que nous croyons utile de reproduire complètement, tant les faits qu'elle contient sont extraordinaires.

Le sieur Jourdant étant affecté d'un bégaiement très fort et pénible pour lui ainsi que pour les personnes qui l'écoutaient, est parvenu à se guérir de cette infirmité.

L'examen attentif de la parole chez les individus placés sous ce rapport dans un état normal, l'analyse raisonnée des divers phénomènes dont elle se compose, quoique faite par une personne dénuée de toutes connaissances médicales, l'ont conduit à trouver la cause du bégaiement, cause qui, selon lui, est la seule véritable. M. Jourdant allant plus loin, mettant en jeu sa force de volonté et l'imitation, il parvint à reproduire très-exactement ce qu'il avait observé chez ses camarades, et finalement de se guérir.

Cette méthode a été trouvée par lui il y a à peu près 15 ans ; depuis il la conserva et l'employa sans s'occuper des moyens de la propager. Il y a quelques mois, M. Jourdant voyant les années s'avancer, et l'état qu'il exerçait n'étant pas très avantageux pour lui, il résolut de mettre à profit la découverte qu'il avait faite ; après plusieurs guérisons opérées en province, il arriva à Paris. La première personne qu'il traita, fournit un résultat des plus remarquables. Mademoiselle J..., demeurant à Paris, rue Cadet, est une jeune personne de 19 ans, qui était atteinte d'un bégaiement tellement fort et tellement pénible qu'elle préférait garder souvent le silence plutôt que de répondre, même dans sa famille. Il lui arrivait souvent, lorsqu'elle était obligée de parler, de se mettre à pleurer. Son père, tout en ne croyant pas à la possibilité de la guérison, permit à **M.** Jourdant de l'entreprendre ; cette guérison fut complète en un mois.

Mademoiselle **J...** s'exprime avec une facilité d'élocution remarquable, même dans une société nombreuse. Cette guérison s'est parfaitement maintenue depuis 7 mois.

La deuxième fut celle de **M. D.**, de **B.**

La troisième ce fut moi, et plusieurs des membres de l'Académie, et en particulier de la section de médecine et de chirurgie, qui m'ont vu avant et après le traitement, ont pu être parfaitement éclairés sur le résultat qu'a déterminé l'application de la méthode.

Deux autres traitements ont été commencés il y a quelques jours, et **M.** Jourdant espère sous peu pouvoir en présenter le résultat à la commission.

La méthode que propose le sieur Jourdant est simple et facile à exécuter. Ce n'est pas un moyen mécanique, ou une opération qui puisse enlever en quelques heures la difficulté de parler. C'est une méthode toute physiologique, toute naturelle que l'on enseigne aux bègues, et à l'aide de laquelle on les fait bien parler immédiatement. Ils ne sont pas encore cependant complètement guéris pour cela ; il faut qu'une nouvelle habitude remplace l'ancienne, et que la manière nouvelle de s'exprimer, soit entièrement substituée à l'ancienne, c'est-à-dire au bégaiement ou manière de parler essentiellement normale et vicieuse.

Il faut donc, de la part des bègues qui désirent être guéris, deux qualités bien faciles à acquérir, *bonne volonté et persistance*, et la méthode est tellement simple que tous peuvent y arriver.

L'habitude une fois acquise est toujours bien conservée, parce qu'étant tout-à-fait naturelle elle procure un bien-être inaccoutumé, et fait rapidement disparaître la fatigue des organes respiratoires et vocaux qui accompagne tout bégaiement un peu fort ; de plus elle ne laisse aucune trace, puisque les personnes guéries s'expriment comme tout le monde, et qu'elles ne sont pas obligées d'avoir continuellement recours à une méthode palliative ou artificielle, comme l'ont été toutes celles qui ont été proposées.

M. Becquerel dépose un paquet cacheté dans lequel il donne la description du procédé et son explication physiologique.

Extrait de l'Institut du 15 juin 1843.

Enfin une dernière pièce de correspondance, et dont nous devons dire quelques mots, est l'annonce d'un mode de traitement du bégaiement imaginé par un simple ouvrier mécanicien, M. Jourdant, et qui a été mis en pratique avec un plein succès sur le fils d'un des membres de l'Académie, M. Alfred Becquerel. — M. Serres a rendu témoignage de la réalité de la cure. Une commission prise dans le sein de l'Académie prendra les moyens de constater, sur une plus grande échelle, les bons effets de ce mode de traitement dont la connaissance ne sera rendue publique que lorsque la commission se sera assurée de son efficacité.

Extrait du journal de Chirurgie, rédigé par M. Malgaigne, du mois de juin 1843.

Académie des Sciences du 12 juin. M. Becquerel annonce une nouvelle méthode pour la cure du bégaiement, dont il a éprouvé les heureux effets sur lui-même, et qui aurait été imaginée par un ouvrier nommé Jourdant. Elle ne réclame ni moyen mécanique ni opération ; mais seulement *volonté et persistance* de la part du malade. M. Becquerel dépose un paquet cacheté contenant la description de la méthode.

Extrait de l'Echo du Monde Savant du 15 juin 1843.

M. Arago présente à l'Institut, de la part de M. Jourdant, une découverte qui paraît fort remarquable. M. Jourdant, simple mécanicien, est parvenu il y a dix ou douze ans à se débarrasser lui seul d'un bégaiement extrêmement fort dont il était affecté. Il garda longtemps pour lui cette méthode sans songer à la propager, lorsqu'il y a quelques mois, étant en quelque sorte sans état, et voyant les années s'avancer, il songea à tirer parti de son procédé, et à guérir le bégaiement. Ce projet conçu ne tarda pas à se réaliser; plusieurs guérisons furent opérées par M. Jourdant, et un fils d'un membre bien connu de l'Académie est un heureux exemple des effets de la nouvelle méthode.

M. Jourdant vient de déposer aujourd'hui l'exposé de cette méthode dans un paquet cacheté. Une commission a été nommée, et quand elle aura constaté la réalité des guérisons opérées par lui, le paquet sera ouvert, examiné, et, s'il y a lieu, un rapport sera fait sur la valeur de ces guérisons. Il est digne de remarque, en effet, que pour guérir, cet homme sans instruction, se compara aux personnes qui parlaient facilement, analysa physiologiquement en quelque sorte avec son bon sens, la manière naturelle de parler, et ensuite, puisant dans l'imitation les moyens de bien parler, il y parvint complètement. Ce moyen, qui n'emprunte rien à la médecine opératoire, paraît ingénieux dans son principe comme dans son application, et, semble d'autant plus sûr du succès, qu'il n'entraîne avec lui aucune douleur.

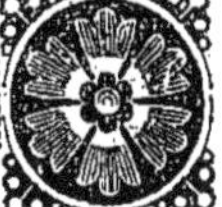